Manuel Remonté

Quand Sophrologie et PNL se mélangent pour le mieux

AF895161

Manuel Remonté

Quand Sophrologie et PNL se mélangent pour le mieux

Éditions Vie

Imprint

Any brand names and product names mentioned in this book are subject to trademark, brand or patent protection and are trademarks or registered trademarks of their respective holders. The use of brand names, product names, common names, trade names, product descriptions etc. even without a particular marking in this work is in no way to be construed to mean that such names may be regarded as unrestricted in respect of trademark and brand protection legislation and could thus be used by anyone.

Cover image: www.ingimage.com

Publisher:
Éditions Vie
is a trademark of
International Book Market Service Ltd., member of OmniScriptum Publishing Group
17 Meldrum Street, Beau Bassin 71504, Mauritius

Printed at: see last page
ISBN: 978-3-330-72164-7

Copyright © Manuel Remonté
Copyright © 2017 International Book Market Service Ltd., member of OmniScriptum Publishing Group
All rights reserved. Beau Bassin 2017

Quand Sophrologie et PNL se mélangent pour le mieux.

Des histoires pour aller mieux.

Les histoires écrites dans ce livre ont été écrites pour et utilisées dans le cadre de séances de sophrologie…Dans tous les cas, elles ont permis de résoudre beaucoup de choses…

1) Un peu d’histoire.

Fondée à Madrid en 1960 par Alfonso_Caycedo, un neuropsychiatre nourri d'hypnose et de pensée orientale (yoga, zen), la sophrologie est destinée à l'origine aux psychotiques. Pour les soigner, il s'est interrogé sur l'existence possible d'un état de conscience harmonieux, ni pathologique, ni ordinaire, dit "sophronique", qu'il serait possible de conquérir. Afin de le transformer en ressource. Une fois cette découverte faite, les émules de Caycedo l’ont aidé à étendre ses découvertes au domaine social. La première école française et européenne fut créée à Paris en 1971 par le Dr Jean-Pierre HUBERT qui favorise le rapprochement entre psychanalyse et sophrologie. Le Dr Raymond ABREZOL le rejoint, élargissant ses applications au domaine du sport et de l'entreprise. Jacques DONNARS, médecin somaticien, approfondit l'aspect corporel de la méthode.

Le principe

La sophrologie (du grec sôs, "harmonie", et "phren "esprit") est une méthode d'investigation et d'harmonisation par des états modifiés de conscience. La sophrologie utilise des exercices de relaxation statiques et de relaxation dynamiques qui visent à créer un vécu corporel qui permet de développer positivement les capacités du pratiquant. Pour optimiser ce vécu, le sophrologue amène le pratiquant à modifier son niveau de vigilance entre veille et sommeil. En effet, à ce niveau de vigilance, nous somatisons pleinement ce que nous visualisons (quand il s'agit d'exercice de visualisation) et ce que nous ressentons (quand il s'agit d'exercices d'écoute du corps).

Ce niveau de vigilance est appelé sophro-liminal et il correspond à une sensation de presque sommeil. En effet, lorsque l'on est couché dans son lit le soir, dans sa position favorite de sommeil, peu à peu en se détendant, on note que le corps n'existe plus et que l'esprit se vide… et le sommeil vient ! Cela dure quelques secondes, pas plus, et pourtant tout le monde vit cette sensation le soir et souvent le matin aussi. Cette sensation de quelques secondes va pouvoir être augmentée sous la direction du sophrologue, pour la durée nécessaire à la séance.

Déroulement d'une séance

Une séance de sophrologie se déroule en trois temps. Elle débute par un court dialogue, qui cède vite la place à la pratique.

- Le dialogue pré-sophronique : moment d'échange sur les raisons de la séance ou sur les avancées depuis la séance précédente. Le sophrologue en profite pour expliquer le déroulement de la séance du jour (ses objectifs, bénéfices et son protocole).

- La pratique : exercices d'écoute du corps et de visualisation en techniques statiques ou dynamiques et bien souvent l'histoire. Personnellement, je décompose cette période en deux temps. Tout d'abord des exercices respiratoires et de sensations corporelles en station debout ou assise lorsqu'il existe des contre indications, puis ensuite en position semi allongée pour amener le pratiquant au niveau sophro-liminal (entre veille et sommeil).

- **Le dialogue post-sophronique :** moment ou le pratiquant s'exprime sur le vécu des exercices (ressenti, sensations, objets de visualisation).

Indications et contre-indications

La sophrologie convient à tout âge ou le sujet est véritablement conscient (à partir de 6 ans).

Les principales indications sont prophylactiques (stress, sommeil, mieux-être, détente), médicales (douleur, acouphène, addiction etc.), sportives (performance, préparation, récupération). A noter que la sophrologie se développe de plus en plus en entreprises.

Seules contre-indications : problèmes neurologiques (demander l'avis du médecin). La schizophrénie et la psychose.

Durée

Une séance dure en moyenne une heure. Il faut compter environ 10 séances pour dépasser une difficulté de type insomnie ou trac, à raison d'une par semaine ou toutes les 2 semaines. En revanche pour un travail de fond 1 à 2 ans sont nécessaires.

La sophrologie peut se pratiquer en individuel ou en groupe.

La séance dure une heure environ, en individuel et 1H30 environ en groupe.

2) Sophrologie et PNL (programmation neuro-linguistique).

La PNL est née au milieu des années 1970. Elle a été créée par deux américains, John GRINDER et Richard BANDLER. Et depuis 40 ans, de très nombreuses techniques ont été développées par ces deux chercheurs ainsi que par de nombreux autres « pnlistes » de renom. Mais, pour le sophrologue, les plus intéressantes sont celles qui s'appuient sur l'ancrage, processus thérapeutique imaginé par Milton Erickson (il n'a rien à voir avec l'ancrage au sol que l'on pratique en sophrologie appelé également enracinement).

L'ancre, en PNL, est un stimulus que l'on associe à un état interne (sensation, émotion ou sentiment). Il est donc de nature Pavlovienne. Ivan PAVLOV (1849-1936) a été le premier à découvrir le stimulus-réponse. Les expériences que lui-même ou d'autres biologistes ont menées à partir des années 1920 sont passionnantes. La plus célèbre est celle où il donne à manger à un chien et, quand la nourriture lui est distribuée, il fait retentir une cloche. Après avoir recommencé l'opération une vingtaine de fois, il suffit alors de faire retentir la cloche pour que le chien salive. Le stimulus externe (la cloche) déclenche donc automatiquement et rapidement un état interne (la salivation).

L'ancre en PNL s'appuie sur ce même principe étant entendu bien sûr que le patient est conscient du processus puisque le sophrologue lui en a expliqué le déroulé lors du dialogue pré-sophronique.

Il y a possiblement quatre grandes techniques de PNL utilisant l'ancrage.

21. L'ancre en vue de se projeter positivement dans un événement anxiogène futur.

Exemple : passer un examen

(a) Le sophrologue demande au patient de déterminer la ressource dont il a besoin - et qui lui fait habituellement défaut - pour passer cet examen sans stress excessif.

(b) Quand la ressource est définie, on propose au patient de revivre un moment agréable de sa vie au cours duquel il a éprouvé cette émotion positive.

(c) Le sophrologue pose alors sa main sur une zone du poignet de son patient. Ce contact va devenir le stimulus qui - dans l'étape suivante - facilitera la futurisation.

(d) Dans cette quatrième étape, le sophrologue

repose sa main sur le poignet du patient et le guide dans une visualisation de la situation anxiogène. La ressource se manifeste presque instantanément et le patient peut alors se projeter le jour de l'examen en toute sérénité et en vivant totalement la ressource qu'il a choisie lors de la première étape.

22. La désactivation d'ancres

Ce deuxième outil est très intéressant pour aider une personne à se libérer d'un souvenir d'échec par exemple.
Reprenons pour cela l'exemple de l'examen.

(a) On demande à la personne de revivre le souvenir d'un examen ou d'un contrôle qu'elle a mal vécu à cause de la présence d'un stress important ou d'une angoisse. Cet événement a pu se dérouler il y a quelques semaines ou quelques mois.

(b) Le sophrologue ancre cette première situation et avec elle l'émotion négative qui lui est associée.

(c) Puis il procède à la création d'une seconde ancre. Celle-ci sera associée à une ressource comme nous l'avons vu au premier exercice.

(d) Enfin, il ne reste plus qu'à passer à la phase de désactivation. Le souvenir 'négatif' se transforme alors positivement, il est retraité et modifié notamment sur le plan émotionnel. Il devient donc beaucoup plus facile, pour la personne, de se projeter positivement le jour de son examen car les traces mnésiques laissées par l'examen raté ou mal vécu (il y a quelques semaines ou mois) ont désormais disparues.
Cette futurisation est appelée '**programmation**' en PNL. C'est bien le patient et non le sophrologue qui programme l'événement futur. Celui-ci n'est là que pour assurer le bon déroulement de la technique et poser les ancres au moment opportun.

23. La dissociation V/K (visuel/kinesthésique)

Mais dans certains cas, l'examen raté a été véritablement vécu comme un traumatisme. On utilise alors la technique de dissociation mieux adaptée à des situations plus douloureuses. La technique est finalement assez proche de la désactivation d'ancres mais, en aidant le patient à dissocier les parties visuelle et émotionnelle du souvenir, on peut travailler sur des scènes qui ont laissé des traces beaucoup plus profondes.

24. Le changement d'histoire de vie

Enfin, si le patient à eu depuis longtemps des problèmes - non seulement lors des examens ou des contrôles - mais aussi dans d'autres situation assez proches (peur d'être interrogé, difficulté avec le regard de l'autre, manque de confiance en soi...), le changement d'histoire de vie permet de (re)découvrir la genèse de cette problématique donc de retrouver des souvenirs en lien avec elle. Ces souvenirs douloureux et parfois traumatiques seront traités l'un après l'autre - du plus ancien au plus récent - avec un système d'ancrage proche de la désactivation et de la dissociation. Des symbolisations peuvent être également proposées ainsi que d'autres techniques de réparation.

3) Limites d'un entraînement sophrologique.

Quand une personne vient rencontrer un sophrologue dans l'urgence (examen, permis ou entretien très proche) certains sophrologues disent à leurs clients que, pour se préparer efficacement à un événement proche, il faut venir au minimum plusieurs mois avant l'échéance ; qu'un laps de temps court (quelques semaines) ne permet pas d'obtenir de bons résultats, que la sophrologie c'est d'abord un entraînement régulier et non une boite à outils, etc.

La PNL n'est pas une thérapie miracle (il n'y en a pas), mais elle offre au sophrologue des techniques simples et rapides pour :
- libérer ou retrouver une ressource,
- faciliter une futurisation,
- comprendre l'origine d'une problématique en remontant dans le temps, découvrir la genèse d'une souffrance,

- désactiver un événement douloureux voire traumatique.

Avec ces outils, nous pouvons répondre favorablement à une demande « urgente ». Nous conseillons bien sûr à cette personne de revenir après l'examen car certaines peurs doivent être travaillées en profondeur mais chaque patient est libre de poursuivre ou non un entraînement sophrologique. Si la réussite de l'examen, de l'entretien ou du permis était son seul objectif, la PNL aura alors donné un résultat positif. Les techniques d'ancrage de la PNL sont simples, nous venons de le dire, mais pour autant elles nécessitent un timing précis, l'installation d'une bonne alliance (la sophrologie nous y aide), une anamnèse approfondie, une information détaillée sur les mécanismes de l'ancrage et surtout un choix judicieux de l'outil. Car, ce qui peut être obtenu avec un outil PNL ne le sera pas forcément avec un autre.

Les quatre techniques ci-dessus succinctement présentées vont du plus simple (installer une ancre positive) au plus élaboré (le changement d'histoire de vie). Une bonne partie de l'efficacité du travail du sophrologue dépend donc du choix et parfois de l'adaptation de l'outil PNL afin qu'il produise les effets positifs attendus.

Le sophrologue doit être à l'aise avec l'expression émotionnelle de son patient. Car celle-ci surgit régulièrement. Il faut véritablement la voir comme un lâcher-prise, une libération. Ce qui veut dire que le sophrologue doit avoir lui-même vécu une thérapie quelle que soit la forme qu'elle ait pu prendre. Et idéalement, il doit avoir lui-même vécu ces techniques, les avoir expérimentées de l'intérieur.

De nombreux sophrologues utilisent une technique proche de l'ancrage de la PNL. Elle fait partie du programme de formation de certaines écoles de sophrologie. Il s'agit du signe-signal. C'est une activation efficace et très appréciée des patients ou élèves que nous recevons. Elle s'appuie sur un stimulus (joindre les 3 doigts d'une main) et un état interne (le relâchement ou la tranquillité vécue à la fin d'une séance de sophrologie).

Lorsque ce signal positif a été créé, il peut être activé chez soi ou au travail quand une situation un peu stressante se présente. Son activation génère un état très proche de ce que la personne a pu vivre en séance et en présence du sophrologue. C'est une technique intéressante qui rend très vite la personne autonome et lui redonne confiance en elle.
On pourrait également citer la sophro-respiration synchronique (SRS) où l'on associe un mot (évoqué mentalement à chaque expiration) aux phénomènes vécus durant la séance. Plus nous répétons cet exercice, plus le mot s'imprègne de notre état interne et nous pourrons alors reprendre l'exercice, au quotidien, lorsque nous aurons besoin de retrouver la sérénité.

4) L'inconscient

En PNL comme en sophrologie nous dynamisons positivement le passé, le présent et le futur. La seule différence - mais de taille - c'est que la PNL ne refuse pas la notion d'inconscient - non pas au sens freudien mais au sens le plus large du mot - et ne nie pas l'influence déterminante du passé sur notre présent. Nous ne pouvons pas non plus faire une réduction phénoménologique de notre histoire car celle-ci nous imprègne en profondeur. Le changement d'histoire de vie permet une exploration de notre passé en toute tranquillité grâce aux ressources que le sophrologue active. Cette technique n'est pas une psychanalyse mais un protocole qui permet de mieux lire son histoire et d'en désactiver les épisodes les plus négatifs. Nous souvenirs ne sont que des constructions. En les modifiant, en les réécrivant autrement, ils cessent d'être traumatiques. Pour mémoire, c'est en grande partie d'ailleurs l'objectif premier de l'EMDR (Eye Movement Desensitization & Reprocessing) qui est désormais reconnue comme la thérapie la plus efficace dans le traitement des traumatismes.

5) Pour conclure...

C'est en associant la sophrologie à la PNL que nous obtenons les meilleurs résultats. En activant une ancre de la PNL tout en proposant une SAP (sophro-activation progressive) par exemple, le consultant atteint son objectif encore plus rapidement. De plus, le sophrologue grâce à son terpnos logos (ton de voix du sophrologue) et sa maîtrise de tous les outils sophrologie (relâchement, mouvements dynamiques, respiration,...) met le consultant dans des conditions favorables au travail de l'ancrage et notamment lors du changement d'histoire de vie.

Le rôle des histoires en sophrologie et PNL.

La structure des histoires composant chaque séance s'appuie sur les techniques utilisées en PNL et en hypnose. Elles s'adressent à votre inconscient et non en tant que personne consciente.

Leur langage est simple, souvent non spécifique, ce qui évite de projeter nos croyances ou nos convictions personnelles et ce qui permet de vous soigner vous-même, en trouvant en vous, vos propres solutions.

Certaines structures grammaticales peuvent vous sembler incorrectes lorsque vous les entendez à l'état de veille. Toutefois, l'accord des verbes est réalisé de façon volontaire afin d'induire l'état voulu au sein du subconscient.

Ainsi :

- le passé évoque les problèmes que nous présentons à l'inconscient comme étant derrière soi,

- le présent (le plus souvent utilisé) vous associe à l'histoire

- le futur favorise la projection dans l'avenir, il permet à l'inconscient d'enclencher le processus de réalisation des objectifs visés.

Les phrases sont courtes et liées entre-elles le plus souvent par des agents de liaison ou des relations de cause à effet.

Ainsi votre imaginaire voyage dans l'histoire de façon fluide et naturelle en associant par là même les objectifs visés avec les solutions qui lui conviennent.

La voix et le ton utilisé visent à appuyer le contenu des images métaphoriques

Les variations d'intonations permettent tantôt de favoriser la concentration et de s'immerger plus profondément au cœur de l'histoire, tantôt d'alléger le contenu et de permettre une pause pour l'intégration

Les histoires :

1) L'histoire de l'araignée.

2) Bob le bricoleur

3) La petite biche qui avait mal au cou

4) La combinaison du coffre fort (qui es-tu ?)

5) La voiture en panne…

6) L'histoire du petit chat en colère.

7) Le gardien de l'écluse.

8) Le koala cosmonaute (concentration)

9) Le petit pois (solitude)

10) L'écureuil tête en l'air…

11) La famille des « Oui mais » et des « Et si »

12) Tout doit disparaitre…

13) L'arbre et la chouette

14) Le petit Jim

15) Dominique l'escargot

16) Tête dure, tête de bois

17) La famille ourse.

18) La princesse qui parlait trop vite

1) Je vais vous conter l'histoire de l'araignée...

Il s'agit d'une araignée bien ordinaire qui habitait à la campagne. Elle avait installé sa toile entre les branches d'un buisson, au bord d'un chemin, espérant ainsi que cette proximité lui apporterait beaucoup. Au fil du temps, elle avait organisé sa toile en tendant tout d'abord les grands axes en étoile puis avait tissé régulièrement tous les petits fils en espaces réguliers, soigneusement.

Elle avait mis du temps et de l'énergie, de la patience, un peu...

Puis fatiguée, elle avait pris son poste d'observation dans un coin, guettant les proies au fil du temps, surveillant le moindre sursaut inhabituel de sa toile.

Bien sur elle capturait de quoi manger, de quoi jouer, quelquefois de quoi discuter, et la vie s'écoulait jour après jour, nuit après nuit. Et oui, la nuit aussi, car il existe des papillons de nuit...

Puis au fur et à mesure du temps, cette si jolie toile, d'abord si efficace, avait perdu toute allure, toute fonctionnalité. Certains fils avaient cassé, soit avec l'aide du vent, soit par accident, soit d'usure... Notre belle araignée avait jugé inutile de réparer, sans doute fatiguée ou occupée à autre chose...

La toile ne ressemblait désormais plus à grand-chose. Par endroits, elle pendait même et à la moindre brise de vent, elle se secouait dans tous les sens !

L'image d'une toile solide et résistante était bien loin.

Aussi, un matin sans doute comme les autres, notre araignée se réveilla en regardant sa toile …

Ce qu'elle vit ne lui plu pas du tout. Au lieu d'une belle toile, parfaitement tendue, harmonieuse et jolie, se trouvait désormais une toile en forme de filet sans structure, une masse de fils formant un tas, un imbroglio sans nom.

Plus d'ordre dans tout cela et immédiatement, toute envie, toute motivation quitta l'araignée. Elle n'avait plus envie de rien.

Elle retourna se prostrer comme tous les jours, mais avec un moral très, très bas, lorsqu'elle entendit une sorte de crissement, le cri d'un grillon ! Un chant léger et modulé qui parlait de joie et surtout d'amour. Notre ami le grillon chantait la sérénade à sa belle pour tout vous dire !

Cela eut un effet instantané sur notre araignée : c'était dit, elle allait se secouer !

Elle commença par retendre un fil tout neuf et bien solide et tout en travaillant, elle croisa un papillon qui la félicita sur son travail.

Le deuxième fil tendu lui fit entreprendre un discours avec un scarabée voisin, puis peu à peu, chaque nouveau fil lui fit rencontrer d'autres personnes.

Après quelques temps de travail acharné, elle avait pu enfin se reposer dans son nid douillet et contempler son œuvre, sa toile.

Elle comprit soudain que tous les fils tissés représentaient une rencontre, une conversation, une rencontre encore.

Forte de cette expérience, notre araignée prit toujours le temps d'entretenir les fils de sa toile pour qu'ils ne s’abîment plus jamais.

2) Bob le bricoleur. Plombier spécialiste des fuites.

Je vais vous raconter l'histoire de Bob le bricoleur. Mais dans cette histoire aujourd'hui, Bob n'est pas seulement bricoleur …

Il faut dire que de bon matin, Zoé, son associée, lui avait téléphoné pour lui dire que Coccigrue, la grue bleue, avait eut très peur. Cette dernière, en descendant dans sa cave pour aller chercher son ballon, avait trouvé… de l'eau !

Alors Bob le bricoleur avait rassemblé ses outils de plomberie, les avait soigneusement rangés dans sa belle boite à outils bleue, puis s'était mis en route vers la maison de Coccigrue la grue bleue. Il n'y avait pas beaucoup de chemin pour y aller et ainsi Bob le bricoleur ne mit pas beaucoup de temps pour s'y rendre. Pourtant, à peine était-il arrivé devant la porte de Coccigrue, que celle-ci ouvrit la porte, dans un état d'énervement avancé.

-« Vite, vite, mon ami Bob, vite, vite, il y a de l'eau plein ma cave ! Tout est en train de s'abimer et j'ai peur que toute ma maison soit très abimée ! »

Bob le bricoleur entra dans la maison de Coccigrue et lui demanda si elle savait ou se trouvait le robinet d'arrêt de l'eau. Mais cette dernière, tellement paniquée, ne se souvenait plus de rien. Sa caisse à outils à la main, Bob le bricoleur descendit donc à la cave, décidé à chercher ce fameux robinet de coupure d'eau, à le trouver et surtout à la fermer pour arrêter toute cette eau.

Pataugeant dans l'eau jusqu'aux chevilles, Bob le bricoleur chercha un grand moment avant de trouver le fameux robinet. Pourtant il avait beau essayer de tourner le robinet avec ses mains de toutes ses forces, il ne se passait rien et surtout l'eau coulait toujours. En ouvrant sa caisse à outils, il y trouva une grosse clé à molette qu'il posa sur le robinet. En pesant de toutes ses forces sur la grosse clé à molette, il essaya de nouveau de fermer ce maudit robinet. Mais rien ne se passa. Le robinet refusait de se fermer.

C'est alors que Bob le bricoleur entendit un rire discret. Il pensa d'abord que Coccigrue l'avait vu se servir de la grosse clé à molette et se moquait de son échec, mais elle n'était pas descendue dans la cave. Il dit donc : « Qui donc se moque de moi ? ».

Le petit rire discret recommença puis une petite voix toute douce dit : « je ne me moque pas de toi, mais tu ne pourras pas couper l'eau ! »

-« Et pourquoi donc ne pourrais-je pas couper l'eau ? »

-« Parce que je ne le veux pas » rétorqua la voix douce.

-« J'entends bien une voix, mais je ne vois personne. Qui es-tu donc ? » demanda Bob le bricoleur.

-« Les gens qui ne me connaissent pas me donnent plusieurs noms. Je peux quelquefois me faire appeler « soucis », « tracas », « ennui », ou encore « accident ». Mais la plupart du temps, personne ne me voit ou plutôt ne veut me voir. »

-« D'accord, dit Bob le bricoleur, peux-tu arrêter l'eau qui coule ? »

-« Je ne peux pas arrêter ce qui fuit, il faut le réparer et pour le réparer, il faut trouver la bonne pièce, le bon outil et le bon geste ! »

Bob le bricoleur est bien ennuyé, mais comme il veut absolument aider Coccigrue, la grue bleue, il se met au travail. Il cherche tout d'abord d'où l'eau coule, s'il y a un trou, quelque chose de cassé. Alors il regarde toute la longueur des tuyaux présents dans la cave, les suit avec les mains, surveillant la moindre anomalie, le moindre obstacle suspect.

Soudain, sur un raccord, il sentit de l'eau couler. Alors en se servant de la clé à molette il commença à serrer, à serrer, mais l'eau coulait toujours, un peu moins sans doute, mais toujours. En réfléchissant un peu plus, il décida de desserrer complètement le raccord et de changer le joint. Il desserra à l'aide de la clé à molette et retira le joint défectueux. Ce dernier était tout usé, presque cassé et surtout plus du tout rond. De sa caisse à outils, Bob le bricoleur sortit un joint tout neuf qu'il remit en place et revissa le raccord avec sa clé à molette. De ce côté, l'eau ne coulait plus. Et pourtant l'eau montait toujours dans la cave de Coccigrue, la grue bleue. Bob le bricoleur chercha encore et encore d'où pouvait venir l'eau, mais sans succès. Puis il eut une autre idée.

Il appela alors d'une voix plus forte : « Es-tu là, toi qui te nomme soucis, tracas, ennui ou encore accident ? » Sans réponse, il continua : « Toi qui te nomme soucis, tracas, ennui ou encore accident, es-tu là ? » Toujours sans réponse il continua toujours mais d'une voix cette fois-ci très forte, presque en criant : « Es-tu là, toi qui te nomme soucis, tracas, ennui ou encore accident ? ».

Une toute petite voix s'éleva d'un coin de la cave.... « Oui, je suis là.... ».

-« Alors, dit Bob le bricoleur, va-t-en, va-t-en vite et loin d'ici ! Tu n'apportes que tristesse et désolation, je ne veux plus de toi dans cette maison, plus jamais ! »

La toute petite voix eu juste le temps de dire : « je m'en vais » et la cave se vida de son eau et devint sèche, au plus grand bonheur de Coccigrue, la grue bleue.

3) Histoire de la petite biche, prénommée Fleur, qui avait mal au cou…

Il était une fois, dans un pays très lointain, une toute jeune petite biche qui se nommait Fleur. Cette petite biche aimait bien aller faire du ski, marcher dans la neige, faire des batailles de boules de neige. Si elle avait pu elle serait restée toutes ses journées sur les pistes enneigées. Oh bien sûr, elle était bien équipée, elle avait les quatre pattes bien au chaud dans des bottes fourrées et tout son corps était enveloppé dans une chaude combinaison de ski. Sa tête était protégée par un joli casque et ses yeux par des lunettes de soleil de façon à ce qu'elle ne soit pas aveuglée par la lumière vive sur la neige. Cette petite biche était tout à fait heureuse.

Et puis un jour, sans qu'elle ne s'aperçoive de rien, un garçon marmotte la heurta très fort sur la piste. Bien sur, les secours des animaux de la montage vinrent la chercher et l'emmenèrent à l'hôpital des animaux de la montagne ou elle fut soignée avec beaucoup d'attention. Sa maman biche et son papa cerf étaient tout le temps avec elle pour la rassurer et elle pu sortir rapidement de l'hôpital des animaux de la montagne.

Pourtant, la jolie toute jeune biche, ne pouvait plus tourner son cou, ne pouvait plus dire non ou oui. Son cou restait bloqué…

Alors un soir, alors qu'elle allait s'endormir dans son lit, la jeune Fleur, vit arriver une jolie chouette qui se posa sur le bord de son oreiller. La jolie chouette lui dit alors :

- Bonjour Fleur, je suis la chouette du « oui et du non », je viens du pays « sans peur ». Grâce à moi, tout le monde peut dire oui et non. Je sais que tu ne veux plus dire cela parce ce que du a eu très peur de ne plus jamais pouvoir dire oui et non. Alors maintenant je vais te toucher avec les plumes d'une de mes ailes et enlever ta peur. La caresse de mes plumes va enlever toute cette peur et de nouveau tu pourras dire oui et non. Je sais que tu le peux et c'est pour ca que je suis venue. Chaque fois que tu voudras dire « oui et non », je serais avec toi, avec mes plumes et ton cou pourra de nouveau bouger normalement. Toute peur sera enlevée définitivement.

Ceci dit, la jolie chouette caressa doucement le cou de la petite biche avec les plumes de ses ails, une caresse douce comme un léger vent de printemps.

La chouette du « oui et non » la regarda avec affection, cligna de l'œil puis prit son envol pour rejoindre son pays « sans peur ».

La petite Fleur s'endormit alors profondément et le lendemain matin, les plumes avaient fait leur effet et ainsi la jolie petite biche put de nouveau dire oui et non avec la tête.

Les oiseaux de la forêt disent même qu'elle est retournée dans la neige…

4) La combinaison du coffre fort (qui es-tu ?)

Notre ami, le raton laveur, est un sacré animal. Discret et peu bruyant, il est remarquable par sa fourrure grise et sa longue queue noire et blanche en forme de plumeau et surtout, surtout par son masque noir autour de ses yeux. C'est un malin, un grand curieux et surtout, surtout, un habile voleur.

Oh, ce n'est pas un méchant voleur, seulement disons qu'il préfère se servir gratuitement plutôt que de le demander ou de l'acheter. Et grâce à sa discrétion, il ne s'est jamais fait attraper !

Un jour en se promenant dans la rue, il aperçut au travers d'une vitrine de magasin, la porte d'un coffre fort… ouvert. Oh, ce n'était pas un coffre contenant de l'argent ou des bijoux précieux, non, ce coffre contenait des dizaines, des centaines de tablettes de chocolat et le chocolat était la passion de notre raton laveur. Pour un carré de chocolat, notre raton laveur, aurait décroché la lune !

Fasciné par tous ces trésors, il avait vu la porte du coffre se refermer. Puis il avait regardé avec toute son attention, tous les détails de cette porte et surtout, tout ce que faisait le propriétaire de la boutique, pour la refermer. Il avait vu la main tourner dans tous les sens les trois boutons de combinaison à code, cette même main, tourner deux clés différentes et enfin fermer le gros cadenas.

Trois codes de combinaison, deux clés et un énorme cadenas…

« Foi de moi, dit le raton laveur, j'ouvrirais cette porte et j'aurais les tablettes de chocolat !

La nuit venue, il se faufila dans la boutique déserte et se retrouva devant la porte du coffre fort. Ce dernier, fort imposant, brillait doucement dans la lumière de la lampe de notre raton laveur et montrait fièrement ses trois codes, ses deux serrures et son cadenas.

Il se mit à l'ouvrage et chercha, autant qu'il put, différentes possibilité de combinaison… sans succès !

De toute façon, il lui manquait les clés des serrures et du cadenas. Comment donc obtenir, tout ce qui pouvait lui permettre d'accéder au chocolat ?

En faisant le tour de la boutique avant de partir, il découvrit une affichette punaisée sur un panneau d'affichage non loin de la porte :

« Maitre Hibou, devine tout, sait tout sur tout, d'hier, d'aujourd'hui et de demain ».

-« Tiens, tiens, se dit le raton laveur, et pourquoi pas… »

Le lendemain, à l'heure du rendez-vous chez Maître Hibou, il questionna ce dernier afin de connaitre les chiffres des codes et ou se trouvaient les clés des deux serrures et du cadenas.

Maître Hibou regarda le raton laveur et lui dit :

-« Hum, je sais ce que tu me demandes, alors écoutes bien cette histoire, je ne le répèterais pas. »

Une fois pas an, le cinquième jour du huitième mois, le tiroir du haut de la commode du salon s'ouvre et laisse apparaitre une boite en bois de cèdre joliment ouvragée qui contient l'ouverture des deux premières serrures…. La dernière reste au clou derrière le cadre du miroir….

Interrogatif, le raton laveur attendit de nouveau la nuit pour pénétrer dans la boutique. Il avait passé la journée à répéter inlassablement l'histoire du hibou pour la retenir.

Hélas, une fois sur le lieu de son crime, rien à faire pour se souvenir de quoi que ce soit ! Plus il cherchait, moins il trouvait. Tout s'embrouillait, les chiffres, les lieux et tout le reste... Et pourtant il avait tellement envie de ce chocolat ! Mais rien n'y fit et après avoir vainement cherché, il rentra chez lui les mains vides.

Pourtant, le lendemain matin, à l'ouverture de la boutique, le premier client fut bien le raton laveur qui acheta.... Une tablette de chocolat !

Quelle que soit la date ou quelles que soient les clés que tu recherches, ne passes jamais derrière ton image pour trouver une réponse, elle serait fausse !

Fais face à elle, affronte la du regard et tu vivras heureux !

5) La voiture en panne…

Il était une fois, dans une petite ville quelque part dans un pays au bord d'un océan, une petite famille tranquille. Je dirais une petite famille car elle n'était composée que de deux personnes, un homme et une femme. C'était un couple un peu âgé, à la retraite depuis bien longtemps mais encore en pleine forme, s'attachant à entretenir aussi bien leur forme physique que leur maison.

Mais le plus important pour le couple se trouvait dans le garage accolé à la maison. Derrière la large porte basculante se trouvait la plus adorable des voitures. Bien sûr, ce n'était pas le dernier modèle, ni même le plus luxueux, cependant et malgré son ancienneté, elle restait pleine de charme et en excellent état. Il est vrai que le couple s'en occupait bien, la femme aspirant régulièrement l'intérieur et l'homme prenant chaque semaine le temps de laver et de sécher la carrosserie.

Cependant, depuis quelques jours, notre pauvre voiture avait bien des soucis. Depuis quelques jours en effet, sa boite de vitesse craquait, claquait, grinçait, quelquefois même se bloquait. Vous me direz que cela n'était surement pas grave et qu'après un tour au garage, tout rentrerait dans l'ordre. Mais rien qu'à l'évocation du mot « garage », notre voiture commençait à trembler de tous ses boulons et rivets, frémissait sur ses amortisseurs… C'est qu'elle se souvenait d'un évènement semblable d'y il avait quelques années…

C'était sur une route de campagne, au retour de quelques courses faites au supermarché d'une ville voisine. La boite de vitesse s'était mise à craquer, siffler, claquer pour finalement cesser de fonctionner.

Dans cet endroit inhabituel et inconnu, il avait bien fallu faire appel à un autre garagiste que celui chez qui elle allait faire ses révisions et ses vidanges.

Et le drame était arrivé dès la venue de la dépanneuse qui l'avait remorquée sans précaution et sans douceur, malmenant même son pare-choc chromé sans ménagement. Puis encore pire à l'arrivée au garage. La voiture avait été déposée au garage après la fin de journée des mécaniciens et la pauvre voiture avait été laissée, seule, devant le concessionnaire jusqu'au lendemain. Toute la nuit il avait plu et le froid mordant du matin l'avait fait frissonner de toute sa carrosserie, elle qui n'avait jamais dormi que dans le joli petit garage accolé à la maison.

Puis, à l'embauche, un mécanicien pressé et de mauvaise humeur, l'avait poussée sur un plateau élévateur et toujours sans ménagement avait dévissé, vissé, tapé, cogné tout l'intérieur de son moteur, changé quelques pièces de sa boite de vitesse, puis l'ayant déclarée réparée, l'avait remise à l'homme et à la femme qui étaient repartis sur la route. Oh, pas bien loin ! A peine arrivée au village suivant, notre voiture fut reprise de douleurs, à l'endroit même de la réparation. Elle savait ce qu'il n'allait pas, mais quelqu'un a-t-il seulement entendu une voiture parler ?

Le garage suivant ne fut pas plus confortable pour notre voiture qui dut subir encore des mauvais traitements et les brutalités du garagiste. Mais à la fin des réparations, notre voiture fonctionnait de nouveau parfaitement.

Les années avaient passé, mais le souvenir de cette panne de boite de vitesse et de ses réparations douloureuses était encore bien présent ! Et vola que de nouveau, cette maudite boite de vitesse, claquait, grinçait. Sans aucun doute il lui fallait aller au garage. Cependant, elle fut la première étonnée lorsque l'homme la conduisit dans le garage de son concessionnaire attitré. Le garage qui suivait tous ses entretiens et révisions…

Et notre voiture ne fut pas qu'étonnée en découvrant avec quels soins et précautions elle fut mise sur le pont élévateur, soigneusement protégée des tampons de métal par des carrés de mousse, la carrosserie recouverte d'une housse protectrice. Le mécanicien travailla avec douceur, calme et presque avec un peu de tendresse. La boite de vitesse fut changée en un rien de temps, les niveaux refaits justement. Notre voiture eut même le droit à un lustrage de sa carrosserie. L'homme et la femme vinrent la chercher et c'est très fièrement que la voiture étincelante traversa la petite ville pour rejoindre son douillet garage.

Une fois seule, la porte fermée, notre voiture se rendit compte qu'elle s'était angoissée pour bien peu de chose…Bien sûr on ne juge, on estime qu'avec que ce que l'on connait et seules les expériences vécues forment notre mémoire active. Acceptons de laisser le passé à sa place, loin derrière, pour décider que le futur ne peut être que meilleur, même et surtout si nous ne le connaissons pas.

Et avec un soupir de satisfaction notre si belle voiture s'abandonna à un juste repos…

6) L'histoire du petit chat en colère.

Voici l'histoire du petit chat qui était en colère et il ne savait pas pourquoi.

Il était une fois, un petit chat que l'on appelait Mistigri. Ce petit chat avait une famille composée d'un père, d'une mère et d'un frère plus grand que lui.

Le papa chat travaillait beaucoup et la maman chat s'occupait bien de ses deux enfants. Seulement, Mistigri, se sentait seul bien souvent. Il avait pourtant de jolis jouets dans une jolie chambre.

Lorsqu'il était chez lui, Mistigri pouvait faire tout ce qu'il lui plaisait, mais lorsqu'il se retrouvait à l'école, Mistigri changeait de caractère.

Mistigri devenait….méchant ! Il sortait des griffes, mordait, miaulait contre tout le monde et bien souvent ne voulait plus rien faire.

Rapidement, Mistigri se retrouva tout seul, car personne ne voulait plus lui parler. La maitresse de l'école en avait parlé à la maman chat et cette maman était devenue très malheureuse.

Plus personne ne jouait plus avec Mistigri à l'école et de retour à la maison, personne ne parlait plus non plus à Mistigri car même les personnes de sa famille ne le comprenaient plus.

Un soir, juste avant de s'endormir dans sa chambre, le petit chat Mistigri entendit une petite voix juste sous son lit. En se penchant, il vit une petite souris grise qui le regardait. Sa première envie fut de vouloir la manger, puis il se ravisa et décida de l'écouter.

La petite souris lui expliqua que ce qu'il faisait à l'école n'était pas bien et qu'il allait se retrouver tout seul sans personne et que si il voulait monter qu'il était le plus fort et le meilleur des chats il fallait qu'il soit toujours gentil et volontaire. Il ne fallait plus qu'il boude, qu'il griffe et surtout plus qu'il ne miaule contre les autres.

Mistigri a passé une très mauvaise nuit, car il pensait à tout ce qu'avait dit la petite souris, mais le matin il avait décidé de changer de caractère et d'être tout le temps gentil et volontaire.

Depuis, tous les gens qui ont croisé Mistigri disent de lui que c'est un chat formidable et tout le monde veut être son ami.

7) Le gardien de l'écluse.

Je vais vous raconter l'histoire de Jean, un jeune castor malin qui avait le métier de gardien d'écluse. Mais au fait, qu'est-ce qu'une écluse ? C'est une sorte de barrière faite de deux doubles portes qui, une fois installée sur une rivière ou un canal, permet aux bateaux et aux péniches de monter ou de descendre sur une autre rivière ou un autre canal plus haut ou plus bas. Lorsque le bateau arrive, la première porte est ouverte et le bateau s'arrête devant la deuxième porte. Puis la première porte se referme et l'on ouvre doucement la deuxième porte pour que le bateau monte ou descende avec l'eau qui entre ou sort et le bateau peut reprendre sa route.

Et ce travail d'ouvrir et de fermer les portes de l'écluse était le travail de Jean le castor. Et il n'arrêtait pas ! Il devait tout le temps se dépêcher, courir d'une porte à l'autre, les ouvrir et les fermer et avait à peine le temps de saluer les mariniers qui passaient. Souvent, plusieurs bateaux et péniches attendaient, en file indienne, et quelquefois le ton montait, les gens disant qu'il ne se dépêchait pas assez.

Pourtant, Jean le castor, qui aimait tellement son métier, n'arrêtait pas un instant, de jour, comme de nuit.

Bien sûr, il y avait des périodes plus tranquilles, surtout lorsque le temps était mauvais, mais le plus souvent, l'activité battait son plein. La plus grosse difficulté arrivait la nuit ! Car la nuit, les bateaux continuaient de naviguer, les péniches amenaient leurs chargements quoiqu'il arrive ! Alors, devant courir tout le temps sans un instant pour se reposer, la fatigue arrivait. Et il arrivait quelquefois que Jean le castor… s'endormait ! Les portes des écluses demeuraient grandes ouvertes, l'eau coulait sans contrôle, les bateaux passaient sans sécurité, le désordre s'installait et même quelquefois les bateaux et les péniches se coinçaient et plus personne ne pouvait passer.

Les cris et les hurlements réveillaient alors Jean le castor qui devait se remettre très vite au travail pour remettre de l'ordre dans tout ce désordre. Ce que Jean le castor n'aimait pas par-dessus tout c'était l'image que les gens avaient de lui lorsque ca se passait mal. Lui aurait voulu que l'on puisse dire de lui que c'était un gardien d'écluse professionnel, consciencieux, performant et agréable. Mais lorsqu'il s'endormait, les gens râlaient, s'énervaient et disaient qu'il n'était qu'un bon à rien.

Alors Jean le castor se mit à réfléchir puis eut une idée.

Il décida que désormais l'écluse serait fermée la nuit. Il fabriqua de magnifiques pancartes sur lesquelles il marqua : L'écluse est fermée toutes les nuits de 20 heures à 7 heures !

Le soir même, Jean le castor s'assura que les portes étaient bien fermées, puis alla se coucher tranquillement. Mais il fut réveillé de très bonne heure par des cris et des hurlements. Il trouva les portes des écluses ouvertes, l'eau coulant sans retenue et les bateaux et les péniches dans tous les sens.

Jean le castor prit alors une dernière mesure. Il posa sur les portes des écluses de gros cadenas dont lui seul avait la clé ! Depuis, les portes des écluses sont fermées toutes les nuits, les bateaux et les péniches attendent tranquillement le matin pour passer et l'eau qui passe est désormais calme. Jean le castor est le plus heureux des gardiens d'écluses.

8) Le koala cosmonaute (concentration) :

« Allez, concentres-toi, il faut y arriver ! »

Tous les jours, toutes les heures, toutes les minutes depuis bientôt un mois, le koala cosmonaute l'entendait à ses oreilles.

C'est que ce koala était un koala un peu particulier ! Tout d'abord, il était cosmonaute ! Ensuite il devait bientôt partir dans une navette spatiale afin d'approvisionner une station spatiale dans laquelle travaillaient des chercheurs.

Son travail était précisément d'accrocher la navette avec la station spatiale… Pour cela il devait manipuler toutes sortes de boutons, de manettes, regarder des voyants lumineux, des cadrans avec des chiffres et des aiguilles et surtout, surtout, il devait ouvrir grand les yeux, pour tout regarder, faire attention à tout, ne rien oublier.

Tous les jours il s'entrainait et tous les jours il oubliait quelque chose. Systématiquement, la même phrase revenait : « Allez, concentres-toi, il faut y arriver ! »

Le koala cosmonaute n'en pouvait plus et c'est bien fatigué qu'il rentra dans son logement du centre spatial. Comme chaque jour après son travail, il prit sa douche, mangea et se coucha, contrarié.

Juste endormi, il se mit à rêver, non pas à sa mission et à ce qu'il n'arrivait pas à faire, mais… il était devenu … une mouche ! Il se mit alors à voler, voler, voler ! Puis soudain, il remarqua qu'il voyait les choses différemment. Eh oui, les mouches ont plusieurs yeux !!!

Le lendemain matin, il arriva en avance et essaya de voir ce qu'il avait à faire comme si il avait des yeux de mouche. Et c'est juste en ouvrant grand les yeux, mais aussi en écoutant tous les bruits, en sentant l'air et en touchant des doigts ses appareils qu'il comprit qu'il pouvait réussir sa mission.

Alors le koala cosmonaute s'installa à ses commandes, fit taire dans sa tête toutes les petites voix qui le dérangeaient en respirant avec son ventre, regarda son travail avec attention, avec tous ses sens… Et pour être sûr de ne rien manquer, il s'entraina même en fermant un œil…

Cependant, dans l'espace, le koala cosmonaute réussit la manœuvre du premier coup !

Si vous croisez ce koala cosmonaute, regardez bien ses yeux, beaucoup de ses collègues disent qu'il a des yeux de mouche et qu'il voit tout…

D'ailleurs certains de ses amis ne l'appellent-t-ils pas, l'homme à l'autre regard ?

9) Le petit pois (solitude)

« Au secours, l'aide ! Il y a quelqu'un ? Quelqu'un à qui parler, avec qui rire, partager, échanger ? »

« Je suis si seul… »

Quelle histoire que celle de ce petit pois ! Un petit pois tout rond, tout vert. Sa vie avait commencé tranquillement. Un beau jour de l'été, il était né tout au bout d'une branche de sa maman. Il était né au chaud, entouré de ses frères et sœurs petits pois, entouré d'une cosse de protection.

Tout d'abord minuscule, il avait grossi, pour atteindre une belle taille ronde et un vert magnifique. Tout se passait magnifiquement bien dans la cosse protectrice. Tout le monde s'entendait, avec bien entendu quelquefois, une petite dispute sans importance. Jeux et rires insouciants égrainaient les journées. Des journées parfois chaudes ou plus douces, plus sèches ou plus humides. Mais qu'importe la météo, les petits pois de cette gousse vivaient une belle harmonie de bonheur.

Pourtant, un matin frais de cette fin d'été avait fait basculer cette petite vie, si agréable et tranquille.

Une main ferme avait tout d'abord arraché la cosse à la plante. Personne ne peut imaginer le cri et la plainte de la plante à qui on arrache ses enfants.

La cosse fut jetée dans un panier au milieu d'autres cosses de toutes formes et de toutes tailles. Plus les cosses s'entassaient les unes sur les autres, plus la lumière baissait pour les petits pois à l'intérieur des cosses.

Puis enfin, après un bref transport, le panier se retrouva renversé sur une table. Sur cette table, des mains se mirent à attraper les cosses une par une pour les ouvrir en deux et d'un geste rapide du pouce, à détacher les malheureux petits pois, qui tombèrent dans une grande bassine. Mélangés les uns aux autres, les pauvres petits pois se retrouvèrent collés les uns aux autres, serrés, étouffés…

Et toujours cet inconnu, qu'allaient-ils devenir ?

De nouveau de grandes mains saisirent la bassine pour la porter sous un robinet. Une eau fraiche, presque froide, se mêla aux petits pois. C'est alors que notre malheureux petit pois se trouva bousculé par des gouttes d'eau et éjecté hors de la bassine pour se retrouver … par terre, trempé et seul, au milieu de tant de choses inconnues, des objets, des cailloux, de la terre, des poussières…

Puis enfin, notre petit pois fut encore malmené, bousculé par un énorme balai qui le poussa, poussa toujours plus loin vers la porte. Notre pauvre petit pois se retrouva ainsi dehors, devant la maison, seul, presque perdu. La nuit arriva, sombre, puis noire. Cette première nuit sembla durer une éternité. Il sursautait à chaque bruit. Puis au matin, un nouvel évènement survint, la pluie !

Une pluie forte qui créa rapidement de petits ruisselets qui emportèrent le petit pois encore plus loin de la maison et heureusement, dans un jardin potager. Ce jardin n'était pas bien entretenu et des herbes folles poussaient de-ci, de-là. Peu importe, notre petit pois se sentait presque en sécurité, entouré de hautes herbes. Lorsque la pluie cessa, notre petit pois se rendit compte qu'il était désormais recouvert de terre, mais il se dit que comme ca, il serait en parfaite sécurité, à l'abri des regards et des dangers.

L'automne et l'hiver se succédèrent et notre petit pois ne vit pas grand' chose, il s'était endormi, seul, perdu sous la terre.

Puis le printemps arriva et notre petit pois sortit de sa torpeur, doucement, mais avec un sentiment étrange, comme s'il avait changé…

En reprenant toute sa conscience et en ouvrant les yeux, il s'aperçut qu'il avait vraiment changé !

Il était en train de pousser, de grandir…

Au fil du temps et l'été arrivant, après pluies et soleils, notre petit pois était devenu… un magnifique pied de petits pois. Il était grand et fort avec des feuilles denses et bien vertes et surtout, il était couvert de nombreuses cosses de pois.

Alors il comprit soudainement que sa solitude était terminée, il avait désormais une grande famille. Et tout ce qu'il avait eu à faire, était de patienter et d'attendre la nourriture et la lumière. Il avait compris que bien des nourritures existaient et pas seulement pour alimenter l'estomac !

Dans ce jardin perdu, toute la surface est maintenant recouverte de pieds de petits pois, car personne ne les ramasse plus…

Une grande famille est née et restera unie quoi qu’il arrive. Et tout petit pois de cette famille connait l’histoire du petit pois seul et perdu.

Ainsi se termine l’histoire du petit pois….

10) L'écureuil tête en l'air…

Il était une fois, dans un pays, que dis-je, une forêt non loin de là, un jeune écureuil roux qui venait de commencer sa vie d'écureuil adulte. A vrai dire, il n'était pas si grand que ça, ni en taille, ni en âge, mais chez les écureuils, l'usage ou la coutume veut qu'à la fin de la deuxième année de vie, le jeune écureuil quitte le nid de ses parents pour aller vivre sa vie tout seul. Vivre sa vie tout seul, c'est une sacrée expérience, surtout chez les écureuils.

Il faut tout d'abord trouver un endroit pour se loger et cela n'est pas si facile. Il faut d'abord trouver un arbre creux, en hauteur, de préférence dans un arbre fort et en bonne santé. Il faut que cet arbre ne soit pas trop humide, que l'ouverture ne soit ni trop large ni trop étroite, qu'elle ne soit pas exposée aux pluies et aux vents. Enfin, il fallait que cet endroit puisse contenir les provisions pour l'hiver.

Pourtant après de longues recherches, il trouva par hasard, un trou parfait dans un grand arbre, bien exposé, suffisamment profond et qui, une fois garni de mousse et de feuilles sèches, serait un endroit merveilleux pour affronter l'hiver.

Aussitôt donc, notre jeune ami écureuil se mit à réunir mousse, feuilles et autres matériaux confortables pour s'installer. Peu à peu, son habitation devint confortable et chaleureuse.

Il y avait cependant un inconvénient et pas des moindres. Tout le monde sait que les écureuils mangent des glands et qu'ils en font des réserves pour l'hiver. Et bien, tout autour de son nid douillet, il n'y avait aucun, mais aucun chêne qui poussait.

Mais qu'importe, notre jeune écureuil trouva immédiatement une solution. Il décida de créer plusieurs cachettes aux pieds des grands chênes et d'aller chercher au fur e à mesure de l'hiver, les provisions dont il aurait besoin.

Et c'est ce qu'il fit ! Redoublant d'ardeur, il créa des caches de nourriture chaque fois qu'il trouvait un endroit protégé et discret. Redoublant d'efforts, il ramassa des dizaines, que dis-je, des centaines de glands et de graines, afin de remplir toutes ses caches. Cela dura plus d'un mois, pendant lequel il mangeait peu et dormait peu. Le dernier gland de chêne rangé, il retourna dans son nid en haut de son arbre et… s'endormit comme une souche, épuisé.

Il dormit ainsi presque une semaine et se réveilla…. Le ventre vide.

Il descendit donc de son arbre et courut jusqu'aux grands chênes. En les escaladant, il découvrit qu'aucun gland ne se trouvait plus sur les branches.

-« Il me reste les cachettes », pensa-t-il.

Mais les cachettes restaient….. cachées ! Plus moyen de se souvenir de leurs endroits.

A force de l'entendre râler, pester contre sa mauvaise fortune, d'autres écurcuils sortirent de leur nid, alertés par un si grand raffut, lui donnèrent de quoi se nourrir quelque temps.

Mais surtout, le jeune écureuil rencontra le plus vieil écureuil de la forêt qui lui parla ainsi :

-« Tu as tellement de choses à cacher que tu ne sait pas ou elles sont ! Il te suffirait de les partager avec quelqu'un, pour te souvenir de tout ce qui les rattache à toi. N'enterre jamais ce qui pourrait te servir demain, place le seulement en retrait de ta vie mais en gardant un œil sur lui, en acceptant sa présence qui s'en trouvera, de fait, adoucie. »

Le jeune écureuil repartit plus fort d'un savoir important, devint vieux à son tour et raconta longtemps l'histoire d'un jeune écureuil qui cachait ce dont il avait besoin.

11) La famille des « Oui mais » et des « Et si »

Il était une fois, dans un curieux pays peu connu de tous, une population bien peu banale.

En effet, tous les garçons se nommaient « Et si » et toutes les filles se nommaient « Oui mais ». Vous me direz sans doute qu'il n'était pas facile de différencier les garçons entre eux et les filles entre elles, mais cela ne les dérangeait pas et avaient pris l'habitude de s'habiller différemment pour se différencier, leur particularité vestimentaire devenant leur prénom… curieux, non ?

Le gros problème dans ce curieux pays était que la population ne se renouvelait pas beaucoup car très peu de bébés naissaient. Et pourquoi, me direz-vous ? Je vais vous l'expliquer en vous racontant l'histoire de « Et si » chapeau bleu et de « Oui mais » chaussures vertes…

Ces deux là se connaissaient depuis bien longtemps, depuis l'école maternelle en fait. Ils se plaisaient, se rencontraient, sortaient ensemble, quelquefois même, échangeaient un baiser. Alors me direz vous, pourquoi donc ne se mariaient-ils pas pour fonder un foyer, une famille, partager une vie entière ? Ecoutez donc une de leurs discussions :

- Tu sais, « Oui mais » chaussures vertes, nous nous connaissons depuis longtemps.
- Je sais, répondit-elle.
- Et si on se mariait, avança « Et si » chapeau bleu,
- Oui mais qu'arrivera-t-il ? demanda « Oui mais » chaussures vertes
- Et si on essayait, ajouta « Et si » chapeau bleu,
- Oui mais si ca ne marche pas, rétorqua « Oui mais » chaussures vertes
- Et si on n'essaie pas, on ne le saura pas, argumenta « Et si » chapeau bleu,
- Oui mais je ne sais pas si c'est une bonne chose dit « Oui mais » chaussures vertes, avec une moue interrogative…

De discussion en discussion, rien n'arrivait, rien ne se passait et … pas de bébé naissait !

Pourtant un jour, un étrange vaisseau spatial se posa dans ce curieux pays. Il en descendit un personnage sans vraiment de signe distinctif. On sait seulement qu'il n'était pas bien grand par la taille et certains disent qu'il avait les cheveux blancs, mais rien n'est certain. Ce personnage demanda la permission de s'installer quelque temps dans ce curieux pays et l'obtint directement de la part de « Et si » président et de « Oui mais » présidente, tous deux d'ailleurs aussi en instance de décision de mariage.

Au bout de quelque temps, le personnage récemment arrivé fut interrogé pour savoir ce qu'il pensait du curieux pays.

- Ce pays est bien curieux, dit-il mais pour simplifier la vie je propose de désormais de mélanger les noms et ainsi que les couples se nomment « Mais oui et si »…

Désormais « chapeau bleu » et « chaussures vertes » se nommeront « Mais oui et si »…

Ainsi lorsque « chapeau bleu » demandera à « chaussures vertes » :

- Veux-tu m'épouser ?

Elle pourra lui répondre : Mais oui, et si on faisait un enfant ?

12) Tout doit disparaitre…

Il était une fois un petit bonhomme qui habitait une grande maison au sommet d'une colline un peu à l'écart de la ville…

C'était un petit bonhomme comme on en croise pourtant partout, mais dont on ne fait pas attention, enfin, plus attention. Jamais habillé de façon à se faire remarquer, bref jamais d'écart vestimentaire.

Mais le plus remarquable était cette grande maison. D'extérieur, cette maison semblait ancienne, peu entretenue, peut-être même plus entretenue, comme abandonnée. Et pourtant le petit bonhomme habitait bien cette grande maison. Une bien grande maison pour un petit homme, c'est bien en tous cas ce qu'il pensait de lui-même et ma foi, ce que disaient les quelques personnes qui en parlaient encore. Le plus surprenant dans cette maison était que tout le rez de chaussée était parfaitement vide, poussiéreux et… vide. Il y avait bien quelques vieux rideaux aux fenêtres, quelques papiers froissés et quelques autres vieilles bricoles oubliées par-ci, par là, mais rien de bien formidable.

Face à la porte d'entrée, un escalier étroit permettait d'arriver au premier étage, lui aussi en grande partie abandonné, déserté.

Donnant sur l'arrière de la maison, face à un bois dense et sombre, se trouvaient quatre pièces parfaitement propres et rangées, presque trop bien organisées…

La première pièce, sans être très grande, faisait office de chambre et de salon. Un lit sobre, un mobilier ordinaire, peu de décoration. L'organisation optimale de l'espace et la décoration passe partout faisait penser à une présentation d'un modèle d'espace de vie dans un magasin de meuble. Tout semblait pratique, mais sans vie.

La deuxième pièce comprenait toilettes et salle de douche. Là encore l'espace était optimisé au maximum, sans âme.

La troisième pièce était la cuisine, ici encore ordinaire, rangée. Le seul détail surprenant était la table ronde, particulièrement grande…

Enfin la quatrième pièce semblait n'être accessible que de la cuisine, mais la porte était équipée de deux serrures importantes et fermées.

Cela faisait déjà quelques années que le petit bonhomme vivait là et personne ne connaissait ce qu'il y faisait une fois rentré chez lui et la porte fermée.

Et bien je vais vous le dire : Le petit bonhomme s'ennuyait tellement tout le temps qu'il passait tout son temps seul à se nourrir, se nourrir encore et encore. La quatrième pièce, le garde manger servait à ce petit bonhomme à se remplir de tout ce qui lui manquait dans la vie. Le problème c'est que même en fermant le garde manger avec les deux serrures, il savait ou se trouvaient les clés.

Arrivé chez lui, une fois ses chaussures posées, ses affaires rangées, son ménage, ses rangements, lavages et autres obligations ménagères, le petit bonhomme… s'ennuyait, s'ennuyait, s'ennuyait… terriblement. Tout lui semblait injuste, impossible, insupportable. Aussi, pour s'évader, il préférait dormir, partir dans ses rêves, partir dans des endroits merveilleux, ou tout semblait tellement facile, ou personne n'ennuyait personne et surtout pas lui. Ou alors, en s'emparant des deux clés de la porte dans la cuisine, il mangeait, mangeait, mangeait…

Et plus il mangeait, plus il était malade, et rien ni personne ne semblait pouvoir l'arrêter.

Pourtant un soir, alors qu'il venait de s'endormir l'esprit lourd de remord d'avoir encore une fois cédé à son envie, il fit un rêve bien curieux.

Les provisions de son placard étaient devenues… animées, … vivantes ! Mais avant cela, c'était d'abord les clés qui s'étaient transformées en deux tiges droites et lisses, sans aucun pouvoir d'ouverture… Puis les différents aliments en boites et paquet criaient en chœur leur innocence et leur volonté de rester entiers… « Nous ne pouvons combler un vide qui n'existe que par ta volonté » disaient-il d'une même voix. Mais il y avait surtout le biscuit chocolaté qui avait pris la voix la plus persuasive, la plus chaude et agréable.

« Si tu veux être, sois le pour toi et non pour ce que tu voudrais être au regard des autres »…

De ce jour, le petit bonhomme commença un grand nettoyage de tout l'intérieur de sa maison et s'appliqua même à refaire les peintures et la décoration. Il s'appliqua à vivre dans chaque pièce de sa maison et surtout, surtout refusa définitivement toute serrure dans son intérieur… et si quelquefois il ouvrait une friandise, cela n'était que par pure… gourmandise !

Petit à petit, le petit bonhomme se transforma pour devenir… un homme heureux !

Oh, si vous le croisez, n'oubliez surtout pas de le féliciter de sa bonne mine et de sa bonne humeur…

D'ailleurs une rumeur prétend depuis peu, qu'une autre personne habiterait aussi désormais la maison, mais chut, cela doit encore rester secret !

13) L'arbre et la chouette

Il était une fois, tout au fond d'un pays, quelque part dans le monde, un petit coin de campagne vallonné, sans doute aux abords d'une montagne, l'histoire d'un arbre…

C'était un arbre adulte, dont le tronc était fort, les racines solides fièrement ancrées dans le sol, les branches robustes élégamment dressées vers le ciel et le soleil.

Il était là, cet arbre, implanté au beau milieu d'un champ de pâture. Sa vie semblait paisible au gré des saisons et il assistait, paisible, au renouveau régulier de la vie. Cette vie de la nature, des végétaux toujours prêts à croitre dès la fin de l'hiver et du froid, des animaux aussi. Les bonnes vaches, résidantes du terrain, toujours heureuses de s'abriter d'une pluie ou d'un soleil trop chaud sous ses branches feuillues et puis les oiseaux…

Les oiseaux toujours agités, incessants constructeurs de nids à la recherche de brindilles, de mousse et autres matériaux, les oiseaux toujours chantants, sautillants, actifs infatigables…

C'est d'ailleurs dans le tronc de cet arbre, au creux de deux grandes et grosses branches noueuses, dans un nichoir improvisé qu'était née une petite chouette hulotte… Ses parents l'avaient élevée fort correctement et elle n'avait manqué de rien jusqu'au jour où elle était demeurée seule, toute seule… Ses parent avaient décidé qu'elle était assez grande pour voler de ses propres ailes et étaient partis.

Notre pauvre petite chouette, bien seule, était restée blottie sur son arbre, abritée, protégée et surtout rassurée dans cet arbre imposant.

Puis poussée par la faim, elle était partie une fois, puis deux, puis…n'était pas revenue. Sans doute avait-elle trouvé un autre arbre, un conjoint chouette….

Notre bel et grand arbre était demeuré seul et la vie des saisons s'écoulait de nouveau, paisible, même si quelquefois il repensait à cette petite chouette qu'il avait été heureux de protéger. Les autres oiseaux de passage qu'il interrogeait de savaient rien de cette petite chouette sans doute aussi parce qu'elle ne sortait que la nuit…

Pourtant un jour, au début du printemps, alors que les feuilles de notre arbre commençaient juste à poindre, la petite chouette revint se poser sur une branche puis retrouva son nid.

L'histoire ne dit pas ce qu'il advint de l'arbre et de son habitante, cependant, selon l'écureuil roux habitant un arbre voisin, l'amitié vraie pardonne les silences et les absences et il m'a dit en murmurant tout bas que la chouette avait encore demandé à l'arbre de l'abriter… et qu'il avait accepté.

14) Le petit Jim

Je vais vous conter l'histoire d'un petit rat fort mécontent, fort mécontent de son apparence !

Pourtant le petit Jim, car c'était son nom, le petit Jim ne se trouvait pas beau, mais pas du tout beau ! Tous les matins, après avoir mangé il se rendait dans la salle de bains pour faire sa toilette et tous les matins, il devait affronter le.... Miroir !

Le fameux maudit miroir ! Chaque matin, nul autre choix que de se voir. En effet, comment faire sans miroir pour se laver le visage, se laver les dents, se coiffer, se lisser les moustaches…Ainsi, chaque matin, il voyait l'image, son image dans le miroir…et cela le mettait de mauvaise humeur !

Eh oui, le petit Jim se trouvait laid, terriblement laid !

Et comme tous les matins, son ventre se serrait, des douleurs survenaient…il fallait aller à l'école et affronter le regard des autres enfants. Sans aucun doute, ils allaient encore et toujours se moquer de lui, de ses oreilles, de son museau, de ses moustaches et sans parler de sa longue queue rosée…

Le voyage en bus scolaire se fit comme d'habitude sous les moqueries des autres enfants et se fut avec un grand soulagement qu'il arriva jusqu'à sa place dans sa classe.

Tout le monde s'installait bruyamment, lorsque le directeur de l'école fit son entrée. Aussitôt les élèves se levèrent et firent silence.

D'une voix grave, le directeur indiqua alors à l'ensemble de la classe que leur professeur était malade et qu'il serait remplacé par Monsieur Castor.

Monsieur Castor entra dans la classe, le directeur quitta la pièce et le cours commença.

Rapidement, Monsieur Castor remarqua le petit Jim par son esprit vif, son intelligence et ses connaissances. Puis la classe se termina et le temps du repas arriva. Depuis la fenêtre de la salle des professeurs, Monsieur Castor voyait tout ce qui se passait dans la cour et quelle ne fut pas sa surprise de voir le petit Jim, si brillant en classe, maintenant tout seul dans un coin de la cour…

Les jours passent et se ressemblent et pourtant ce matin là, lors de l'appel, Monsieur Castor nota sur son cahier l'absence du petit Jim. L'information fut transmise au bureau des élèves. Le lendemain, l'information arriva, le petit Jim était…malade.

Après plusieurs jours, Monsieur Castor s'inquiéta vraiment de cette absence et décida de se rendre après la classe dans la maison du petit Jim. En arrivant il sonna à la porte et c'est la maman du petit Jim qui lui ouvrit. Cette dernière, d'abord étonnée de voir le professeur, lui expliqua tous les malheurs de son fils, et que de tous les maux, il se trouvait tellement laid qu'il ne voulait plus sortir de sa chambre.

Monsieur Castor alla taper à la porte de la chambre du petit Jim, entra puis s'assit au bord du lit. Le petit Jim lui raconta tous ses malheurs en pleurant beaucoup. Monsieur Castor lui dit alors :

- Crois-tu vraiment que tu es si laid ? Regarde moi et dis moi qui est le plus laid ? Je ne vois pas grand 'chose, ma fourrure est si épaisse que l'eau glisse dessus, mes mains sont palmées et on ne voit tout d'abord de moi que deux grandes dents et une énorme queue plate et démesurée… Et pourtant, quelqu'un m'a-t-il déjà dit qu'il me trouvait laid ? La vraie beauté est celle de l'intérieur, celle des connaissances, celle de l'attention et de l'amitié. Alors soit fier de toi et sans prétention, montre qui tu es vraiment, toi le petit Jim, rempli de gentillesse et de savoir. Je crois que je te verrais demain en classe.

Le lendemain, le petit Jim était effectivement revenu à l'école. Dire que désormais il se trouvait le plus beau des élèves serait mentir, cependant il était devenu de plus en plus populaire…

15) Dominique, l’escargot

Je vais aujourd'hui, vous raconter l'histoire d'un petit animal bien curieux. Il s'agit d'un petit escargot dénommé Dominique. C'était un escargot gris comme on en voit bien souvent, avec ses deux paires d'yeux et sa petite maison sur son dos. Dominique était un escargot ordinaire, vivant sa vie d'escargot, en se déplaçant de toute sa lenteur possible sur son lit de bave brillant, passant d'un brin d'herbe tendre à un autre jusqu'à ce que sa faim soit calmée, bref vivant sa vie d'escargot comme tous les escargots, enfin presque.

Dominique était un élément essentiel de sa communauté d'escargots, s'occupant de tous et de toutes, gérant toute sa famille avec une organisation sans faille.

Toujours actif, débordant d'énergie, Dominique n'arrêtait jamais.

Au lever du soleil, dès les premiers rayons de soleil, notre ami s'étirait largement de sa coquille et commençait sa journée.

Et cela n'arrêtait pas, car en plus, Dominique faisait partie du conseil des escargots, sorte de conseil municipal chargé de résoudre les problèmes des escargots, de répondre aux multiples et diverses questions de ses congénères. Alors, dès que Dominique pouvait se libérer de ses occupations et obligations publiques, le rythme continuait de plus belle à son domicile. Repas, ménage des coquilles, devoirs des enfants.... vous savez bien que les escargots ont de nombreux enfants...

En fait, Dominique s'épuisait sans le savoir et surtout, épuisait sa famille, son conjoint, ses enfants. Oh certes, les personnes extérieures ne voyaient rien devant le caractère enjoué et rieur de Dominique.

Mais voilà, ce que personne ne savait, c'est que le soir, dès la famille endormie et la coquille rangée, notre escargot se repliait tout au fond de sa coquille. Plus rien n'existait, plus personne ne comptait, il devenait particulièrement, profondément malheureux.

Tout le monde a déjà vu une coquille d'escargot avec sa forme d'hélice, cette spirale concentrique qui se rétrécie de plus en plus, jusqu'à devenir tellement réduite que l'on n'y mettrait pas même un cheveu... Alors Dominique se glissait jusque là et tout s'arrêtait. Seul restait le sombre sentiment d'être tellement, terriblement, horriblement ....seul.

Un jour, notre escargot ne sortit pas de sa coquille au lever du soleil.

Il était coincé tout au bout de sa spirale, au bout de sa volonté, sa spirale infernale...

Les jours passèrent et certains gastéropodes voisins parlent de raison...

Puis Dominique entendit une toute petite voix tout au fond de sa coquille :

- Qui es-tu ? Que veux-tu ?

Dominique réalisa toute sa tristesse.

La petite voix reprit encore :

- Qui es-tu ? Que veux-tu ?

Dominique sentit une boule grossir dans sa gorge et la voix reprit :

- Tu es toi et tu te dois à tes proches. Penses à toi d'abord et lorsque tu iras bien, tout le monde ira bien. Maintenant, sors et respire la vie !

Notre escargot sortit de sa coquille, ré-ouvrit les yeux et respira la vie. Depuis, il s'occupe de sa famille, de ses enfants, de son conjoint et aux dernières nouvelle avait déposé sa coquille pour devenir une magnifique limace...

16) Tête dure, tête de bois

Bonjour, je me présente, je m'appelle « caisse à outils » et j'habite dans le pays magique des bricoleurs. Je vais vous raconter aujourd'hui l'histoire très curieuse de Monsieur Clou…

Monsieur Clou était tout mince, très grand, pointu vers le base et sa tête était toute plate, si plate que l'on aurait pu croire qu'il portait un chapeau tout le temps.

Monsieur Clou habitait une petite maison qui portait le curieux nom de « case à pointe ». Tout était droit dans cette maison, pointu et surtout, tout était en fer.

Juste à côté de la « case à pointe », dans une autre maison, habitait Madame Vis.

Madame Vis était plus rondelette, portait des rayures inclinées et avait aussi une tête en forme de chapeau plat.

Mais dans le pays magique des bricoleurs, entre Madame Vis et Monsieur Clou, il existait une rivalité très ancienne et qui entretenait des querelles depuis bien longtemps.

Monsieur Clou affirmait à qui voulait bien l'entendre que lui seul pouvait bien assembler deux morceaux de bois, tandis que Madame Vis affirmait avec assurance qu'elle seule pouvait faire la même chose. Et plus ces deux là se disputaient, plus l'ensemble des habitants du pays des bricoleurs se disputaient aussi.

Les uns se regroupaient autour de Monsieur Marteau pour soutenir Monsieur Clou, d'autres autour de Monsieur Tournevis pour soutenir Madame Tournevis, enfin d'autres s'éloignaient main dans la main avec Mademoiselle Colle et se désintéressaient de tous ces affrontements.

Aussi, un jour, moi, « caisse à outils » je décidais d'organiser un concours afin de savoir lequel des deux avait raison.

Le concours eut lieu et bien figurez vous qu'aucun des deux ne gagna.

Monsieur Clou se retrouva prisonnier d'un morceau de bois avec très mal à la tête et un peu tordu à la suite des coups de marteau qu'il avait reçu et avait du recevoir l'ide de Monsieur Arrache-clou pour s'en sortir.

Madame Vis resta aussi complètement coincée dans le bois avec la tête très abimée par un Monsieur Tournevis très agité.

Depuis ce temps, tous les clous et toutes les vis se respectent et se partagent les travaux. La jalousie a disparu, d'autant que depuis peu, Mademoiselle Colle s'est invitée chez moi, la « caisse à outils ».

17) La famille ourse.

Il était une fois, dans un pays lointain, une famille ourse qui habitait dans une maison accrochée à une colline. Cette famille était composée d'un papa ours que l'on appelait Grand Ours, d'une maman ourse que l'on appelait Grande Ours et d'une petite fille ourse nommée Petite Ourse mais que tout le monde appelait tout le temps « bouge tout le temps » !

Grand Ours avait un métier qui lui prenait beaucoup de temps, il était chercheur de miel. Sa femme, Grande Ourse, était chargée de rechercher les abeilles pour que Grand Ours puisse trouver et récupérer le miel.

Malheureusement ils n'étaient pas souvent là à cause de leur métier et c'est pour cela que Petite Ourse était très malheureuse. Elle n'avait que très rarement la chance d'avoir ses deux parents présents en même temps.

Alors Petite Ourse avait imaginé une façon de se faire remarquer en espérant que ses parents s'aperçoivent de sa tristesse. Partout ou elle se trouvait, elle se faisait remarquer, mais toujours en mal. A l'école, elle se battait, mordait ses camarades, troublait la classe… A la maison, elle ne faisait rien, ne faisait ni ses devoirs, ni ne rangeait sa chambre… Mais tout cela voulait surtout dire : Papa, Maman, je voudrais que l'on soit tous les trois !

Mais hélas, chaque fois que Petite Ourse se faisait remarquer en faisant des bêtises, non seulement elle était punie, mais ses parents l'ignoraient de plus en plus.

Alors un jour, alors qu'elle en avait assez d'être toujours punie, elle décida de parler à ses parents. Elle leur dit :

- Mes chers parents, je suis désormais une grande petite fille et je voudrais bien aller avec vous pour chercher du miel. Je veux tout simplement partager avec vous toutes vos activités. Si je vais avec vous, je serais de nouveau gentille avec tout le monde, je ne ferais plus de caprice.

A partir de ce jour et parce que Petite Ourse était gentille avec tout le monde, ses parents l'emmenèrent partout avec eux. Bien sûr, il y avait toujours des moments ou elle devait rester à la maison le soir, car le sommeil et très important pour les enfants ours, mais Petite Ourse était contente et depuis ce jour, elle cessa d'être méchante, coléreuse et devint la fièrté et la joie de ses parents ours.

La méchanceté n'arrange jamais rien et ne sert à ce que les gens méchants soient toujours seuls et ignorés de tous. Il suffit simplement de dire qu'on les aime aux personnes qui nous sont chères et de leur faire plaisir.

18) La princesse qui parlait trop vite.

Il était une fois une princesse qui habitait un très joli château en haut d'une colline. Dans ce merveilleux pays, il faisait toujours beau et toujours chaud, mais juste assez chaud pour être bien. Il ne pleuvait que la nuit pour arroser les fruits et les légumes, mais jamais la journée pour ne pas ennuyer les habitants du royaume. Cette belle princesse, du nom de « Rapide », avait pour parents le roi « Dormeur » et la reine « Pressée ».

La belle princesse n'avait qu'un seul souci dans ce monde merveilleux…les mots sortaient de sa bouche avec beaucoup de difficultés, les lettres se bousculaient dans sa bouche, butaient sur ses dents et les gens autour d'elle ne la comprenaient plus.

Elle aurait voulu dire : « Ecoutez-moi, je suis là, j'existe ! »

Mais peu de gens l'écoutait. Le roi « Dormeur » avait beaucoup de travail et n'était que rarement à l'écoute de sa fille et la reine « Pressée » devait aussi beaucoup travailler, devant s'occuper de beaucoup de choses en l'absence du roi « Dormeur » et aussi lorsque ce dernier …dormait !

La princesse « Rapide » était de plus en plus désespérée et les mots avaient de plus en plus de mal à sortir de sa bouche. Puis un jour, ou plutôt un soir, alors que « Rapide » était couchée dans son grand lit de princesse et qu'elle avait un peu de mal à s'endormir, une étrange lueur arriva dans sa chambre. Une lumière douce et un peu bleutée, une lumière calme et reposante. Puis doucement, un drôle de petit lutin apparut, coiffé d'un bonnet rigolo et avec une petite barbe très jolie. Il s'adressa à « Rapide » :

- Bonsoir Princesse, je me présente, je m'appelle « Roseau » et je suis le lutin joueur de flûte et je suis venu pour aider les mots à sortir comme il faut de votre bouche. Voulez-vous de mon aide ?

La jeune princesse lui dit que oui, elle voulait bien de son aide et lui raconta tous ses malheurs, sa solitude et combien elle aimait ses parents qui n'étaient pas assez là pour elle. Alors le lutin lui dit :

- Savez-vous, princesse « Rapide », que les parents ont toujours beaucoup de choses à faire, qu'ils ne font pas toujours ce qu'ils ont envie de faire quand ils ont envie de le faire. Les parents aiment toujours leur enfant, mais ils ne le lui disent pas toujours assez. Mais je vais vous aider et je vais surtout vous aider à parler avec le vent. Les mots sont une musique et ne peuvent vivre qu'avec le vent, sur de l'air qui les porte et les amène jusqu'aux oreilles des gens. Alors prenez de l'air avec votre nez et parlez avec votre bouche en soufflant sur les mots, ils iront plus vite vers les gens à qui l'on veut parler. Et surtout, surtout, il y a assez de gens pressés dans ce royaume, alors prenez votre temps pur que les mots puissent s'envoler correctement.

Puis « Roseau » le lutin prononça une formule magique avec le plus grand sérieux :

- Bouli, Boula et Zoupala !

Et dit à la princesse :

- A partir de maintenant et chaque fois que votre bouche s'ouvrira, les mots et les phrases sortiront comme il se doit !

Et il disparut avec la belle lueur bleuté.

La princesse eut du mal à s'endormir, mais cependant, le lendemain, elle fit attention à mettre ses mots et ses phrases sur le vent de la parole et rapidement elle retrouva le calme… et tout l'amour de ses parents.

Manuel Remonté

Sophrothérapeute à Sherbrooke (Québec-
Canada)

Sommaire

More Books!

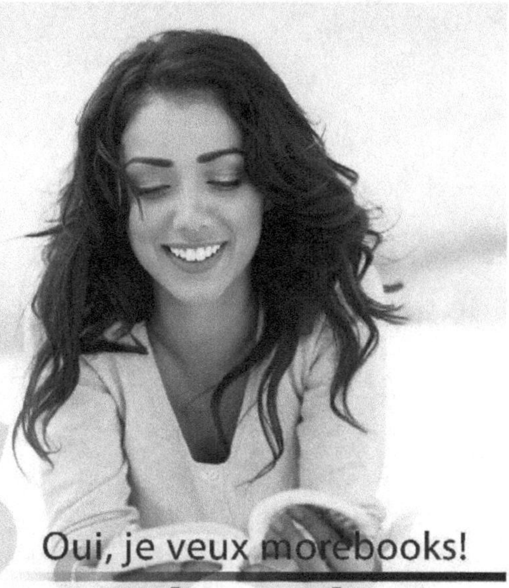

Oui, je veux morebooks!

yes I want morebooks!

Buy your books fast and straightforward online - at one of the world's fastest growing online book stores! Environmentally sound due to Print-on-Demand technologies.

Buy your books online at

www.get-morebooks.com

Achetez vos livres en ligne, vite et bien, sur l'une des librairies en ligne les plus performantes au monde!
En protégeant nos ressources et notre environnement grâce à l'impression à la demande.

La librairie en ligne pour acheter plus vite

www.morebooks.fr

SIA OmniScriptum Publishing
Brivibas gatve 1 97
LV-103 9 Riga, Latvia
Telefax: +371 68620455

info@omniscriptum.com
www.omniscriptum.com

OMNIScriptum

FSC
www.fsc.org
MIX
Papier | Fördert
gute Waldnutzung
FSC® C083411

Kolibri 360 GmbH
Ferdinand-Jühlke-Straße 7
99095 Erfurt, Deutschland
produktsicherheit@kolibri360.de

Druck:
CPI Druckdienstleistungen GmbH
im Auftrag der
Kolibri 360 GmbH
Ferdinand-Jühlke-Str. 7
99095 Erfurt